CANCER PRIMITIF DE LA PLÈVRE

PAR

Mlle B. MIHAYLOVITCH

Docteur en Médecine

TOULOUSE

CH. DIRION, Libraire-Editeur

22, RUE DE METZ, 22

—

1922

CANCER PRIMITIF DE LA PLÈVRE

PAR

Mlle B. MIHAYLOVITCH

Docteur en Médecine

TOULOUSE

CH. DIRION, Libraire-Editeur

22, RUE DE METZ, 22

—

1922

A LA MÉMOIRE DE MON FRÈRE

———

A LA MÉMOIRE DE MES GRANDS-PARENTS

———

A MON PÈRE ET A MA MÈRE

Faible témoignage de reconnaissance et de profonde affection.

———

MOJOJ BISENIJI

———

MOME MILOCHU

A Madame et Monsieur le Docteur **VOUGA**

(de Saint-Aubin, Suisse)

———

A Madame et Monsieur le Docteur **KELLER**

(de Zürich, Suisse)

———

A Mademoiselle **STURZENEGGER**

(de Zürich, Suisse)

A M. LE PROFESSEUR TAPIE

Professeur d'Anatomie Pathologique à la Faculté

Chirurgien en Chef Honoraire des Hôpitaux

Chevalier de la Légion d'Honneur

A M. LE PROFESSEUR LAPORTE

Professeur Agrégé à la Faculté

Médecin des Hôpitaux

A M. LE PROFESSEUR SERR

Professeur Agrégé à la Faculté

A M. LE DOCTEUR DE VERBIZIER

Délégué aux fonctions d'Agrégé à la Faculté

Chef de Travaux de Bactériologie

A M. LE DOCTEUR MINVIELLE

Chef de Clinique Médicale à la Faculté

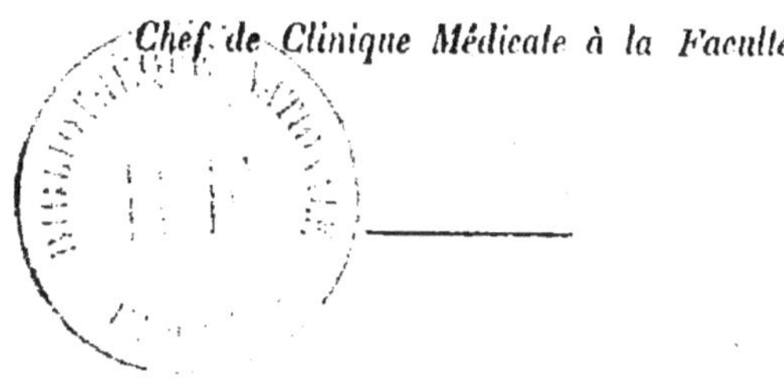

A M. LE DOCTEUR DE SAINT-MARTIN

Ancien Chef de Clinique Ophtalmologique à la Faculté

A MES MAITRES DE LA FACULTÉ
ET DES HOPITAUX DE TOULOUSE
ET DE ZURICH

INTRODUCTION

M. le docteur Minvielle a eu l'amabilité d'attirer notre attention sur un cas de cancer primitif de la plèvre, observé dans le service de M. le Professeur Rémond.

Mais avant d'aborder l'étude de cette observation intéressante, nous nous félicitons d'avoir l'occasion d'adresser nos meilleurs remerciements à nos maîtres de la Faculté de Médecine de Toulouse, qui nous ont dirigé dans nos études.

Nous tenons tout particulièrement à remercier M. le Professeur Rémond, qui a bien voulu nous faire le grand honneur d'accepter la présidence de notre thèse ; qu'il nous permette en même temps de lui exprimer toute notre reconnaissance pour l'accueil si aimable qu'il nous a toujours réservé dans son service.

HISTORIQUE

Bien qu'il soit considéré comme un néoplasme rare, le cancer primitif de la plèvre connaît un passé médical. Autrefois, *Jaccoud* en a nié l'existence, et dans la première moitié du XIXme siècle, les néoplasies pleurales n'étaient pas séparées de l'étude des pleurésies hémorragiques.

Lépine, en 1869, a publié une observation de carcinome primitif de la plèvre chez un enfant, avec envahissement du péricarde et perforation de la veine cave inférieure, mais *Bloch* (1905) estime qu'il s'agissait plutôt d'un néoplasme du médiastin.

C'est *Wagner*, en 1870, qui décrit le premier, sous le nom de lymphadénome pseudo-tuberculeux, une néoplasie qui aurait débuté dans les vaisseaux et les fentes lymphatiques de la séreuse pleurale.

Schulz (1875) fait une description complète du « cancer endothelial » ; un an plus tard, Bostroem et Eppinger publient deux observations semblables et Eppinger créa l'expression d'endothéliome.

En 1878, *R. Moutard-Martin* donne une étude purement clinique, où les manifestations cancéreuses

primitives ne sont pas isolées des manifestations secondaires. Ensuite viennent les publications de Sa-
vard (1879), de Boehme (1880), de Grunish (1882),
de Kanders (1880), et d'autres travaux dont la critique historique est faite dans la remarquable thèse
de Bloch.

Mais les traités classiques gardent toujours l'opi-
nion de Marfan, qui considère les alvéoles pulmonaires sous-pleurales, comme les véritables points
de départ de nombreux cancers considérés comme
primitivement formés au niveau de la plèvre.

C'est *Ménétrior* qui introduit dans le traité Brouar-
del-Gilbert la distinction entre les néoplasmes primitifs de la plèvre et ceux du poumon.

La thèse de *Bloch* (1905) est fondamentale par
ses recherches anatomo-pathologiques et l'histogénèse de cette néoplasie qui était jusqu'alors étudiée
presque toujours au point de vue clinique. Bloch a
comparé tous les faits publiées et est arrivé à distinguer : 1º des sarcomes presque toujours volumineux et bien limités et 2º des néoplasies diffuses en-
vahissant la séreuse en surface — des endothéliomes.

Bertrand (1913) a publié l'étude clinique du cancer primitif de la plèvre, sans faire connaître les
résultats des autopsies.

Collet (1913) a fixé comme but principal de sa
thèse d'éclairer l'anatomie pathologique du cancer
primitif de la plèvre.

Donc, malgré toutes les restrictions de la critique

médicale, l'existence du cancer primitif de la plèvre est considérée comme certaine.

Autrefois, ce n'était qu'une trouvaille d'autopsie ; aujourd'hui, on ne se borne plus à l'étude clinique, mais on commence à compléter le chapitre du traitement jusqu'ici seulement palliatif, par les résultats des premières interventions chirurgicales surtout applicables aux tumeurs circonscrites et peu adhérentes de la plèvre.

Guyot et Parcelier (1912) ont donné le premier travail d'ensemble sur le traitement chirurgical des tumeurs primitives de la plèvre et du poumon.

Nous reparlerons de cette étude des interventions chirurgicales dans le chapitre du traitement.

MM. E. Pallasse et Roubier (1916) de Lyon, ont publié trois observations d'un cancer primitif de la plèvre, dont deux présentent un intérêt chirurgical. Cette étude est excellente à tous les points de vue et présente un exposé très clair des idées actuelles sur les tumeurs primitives de la plèvre.

Nous croyons utile de joindre à l'observation de M. le Professeur Rémond les trois observations de MM. Pallasse et Roubier.

ÉTIOLOGIE

L'étiologie du cancer primitif de la plèvre ne repose pas sur des notions précises. On n'incrimine plus l'hérédité, ni l'arthritisme et le rôle du traumatisme est réduit à une simple coïncidence.

L'analyse de 17 observations des néoplasies primitives de la plèvre a conduit Bloch à la conclusion suivante : dans 2/3 des cas, ce sont les hommes, et dans 1/3 des cas, ce sont les femmes qui en sont atteints.

Sur 16 cas de sarcomes, 10 hommes et 6 femmes ; de préférence : l'adolescence et la jeunesse.

Le côté droit est intéressé un peu plus souvent que le côté gauche et les lésions sont bilatérales dans 1/10 des cas.

Les lésions tuberculeuses, contrairement à l'hypothèse de Rokitansky, peuvent devenir cancéreuses, et, loin de s'exclure, le cancer et la tuberculose s'associent fort souvent.

ANATOMIE PATHOLOGIQUE

I. Tumeurs malignes primitives

Parmi les tumeurs primitives de la plèvre, les néoplasies malignes sont de beaucoup les plus nombreuses.

Or, quand il s'agit d'une tumeur maligne primitive, l'ouverture de la cage thoracique peut nous mettre devant deux éventualités : c'est tantôt un vaste épanchement pleural, tantôt une tumeur de volume plus ou moins considérable. En d'autres termes, nous pouvons trouver une forme diffuse accompagnée de pleurésie hémorragique ou une tumeur unique et circonscrite, qui comble la cavité pleurale ou la réduit à une petite poche remplie de liquide hémorragique ou de caillots.

Etude macroscopique

Dans le premier cas, on constate après la sortie du liquide un épaississement diffus et à peu près uniforme, ou des noyaux cancéreux multiples et disséminés, ou encore des granulations blanches confluentes sur toutes les parois de la cavité et variant en grosseur d'un grain de mil à une noisette. « Le plus souvent, en pareil cas, la séreuse, surtout dans la portion pariétale, est transformée en un tissu blanchâtre, lardacé de 12 à 15 mm. d'épaisseur. » (Pallasse et Roubier).

Bloch a comparé l'aspect de la surface de cette séreuse épaissie à une vessie à musculature hypertrophiée.

A l'autopsie de la malade de M. le Professeur Rémond, on a trouvé que tout l'hémithorax gauche formait un bloc compact, une masse blanchâtre constituée par poumon, plèvre et péricarde ; ces divers organes sont soudés entre eux et aux plans osseux qui les entourent. Dans le péricarde on constate un léger épanchement hémorragique et sa face postérieure est épaissie, soudée à la plèvre, ligneuse et contenant à sa surface un léger piqueté de péricardite hémorragique. La plèvre est épaissie, ligneuse, criant sous le couteau ; elle forme une sorte de coque lisse, brillante, de couleur blanc-gris. A droite, la plèvre semble normale. Elle se détache facilement du plan osseux cossal ; cependant, dans la région médiastinale, on peut remarquer une épaississement localisé très net.

Une coupe faite horizontalement dans le bloc pleuro-pulmonaire gauche, laisse échapper 1.500 gr. de liquide hémorragique. Sur la coupe, le poumon est réduit à une assez mince colonne de tissu pulmonaire, partant de la base pour aller au cul du sac supérieur.

Dans le poumon existent quelques rares noyaux néoplasiques secondaires, ayant les dimensions d'une tête d'épingle.

Le poumon droit est d'aspect normal, mais à la coupe, on constate aussi quelques rares noyaux secondaires de très petites dimensions, répartis sur toute la hauteur du poumon. Aucun n'atteint le volume d'un pois.

Dans le foie, on trouve trois noyaux cancéreux en taches de bougie.

Après cette forme diffuse du cancer primitif de la plèvre, nous passons au *deuxième cas, où la tumeur unique et circonscrite* prend la place du poumon refoulé et atélectasié. C'est une tumeur le plus souvent dure, avec points ramollis, contenant des suffusions hémorragiques et parfois des cavités kystiques ; elle adhère à la paroi thoracique et son poids varie de 1.250 gr. à 3 kgr., rarement de 5 à 6 kgr., de telle façon qu'elle peut oblitérer la cavité pleurale.

Enfin, le néoplasme primitif peut pousser des prolongements dans les espaces intercostaux, infiltrer le diaphragme et produire des métastases dans la plèvre opposée, dans les deux poumons, les reins, le foie et les ganglions médiastinaux.

Après avoir fini avec les caractères macroscopiques de ces deux formes de tumeurs malignes de la plèvre, nous allons passer en revue les résultats de recherches microscopiques.

Etude microscopique

De ce point de vue on divise, d'après Bloch, les tumeurs malignes primitives en : *sarcome et endothéliome*. Comme dans les autres organes ou tissus, on a pu distinguer deux sortes de sarcomes de la plèvre : les uns sont des sarcomes fuso-cellulaires et les autres montrent de grosses cellules polymorphes. L'examen des préparations de l'obs. III a montré l'existence de nombreuses cellules arrondies, presque réduites à leurs noyaux et que l'on peut considérer comme des cellules sarcomateuses.

Les endothéliomes s'observeraient plus fréquemment et leur image histologique est décrite par Bloch : « Le tissu fondamental élastique de la plèvre semble hypertrophié, parsemé de lacunes de dimensions variables, où sont semés des éléments néoplasiques ; en d'autres termes, on trouve un stroma de nature conjonctive formé de fibres circonscrivant des alvéoles ; et dans ces cavités des cellules épithéliales polymorphes, tantôt en amas irréguliers, tantôt en ordonnance plus régulière (cordons, pseudotubes) reproduisant en somme l'aspect du carcinome alvéolaire sous toutes ses formes. » (p. 44).

Quant à *l'histogénèse* de ces tumeurs, il est difficile de dire si elles se forment au dépens de l'endothélium de revêtement ou de celui des voies lymphasiques pleurales, car le processus initial est inconnu.

Certains auteurs considèrent que les sarcomes à

grosses cellules sont des endothéliomes atypiques, et *Lesieur, Savy* et *Mazel* ont proposé : « De considérer le tissu pleural dans son ensemble comme l'origine de la prolifération cancéreuse, l'endothélium de surface ne représentant qu'une différenciation de la trame conjonctive qui constitue l'organe. »

Bertrand attribue une bien plus grande importance aux irritations locales, dans le cas le plus fréquent, celui d'une pleurésie « à frigore », c. a. d. d'une pleurésie bacillaire, et il reproduit, d'après *Dieulafoy*, les constatations suivantes :

1° Les deux feuillets de la plèvre sont congestionnés et recouverts de membranes fibrineuses ; la séreuse est infiltrée de leucocytes, les vaisseaux lymphatiques sont gorgés de globules blancs.

2° Sous la couche fibrineuse, la plèvre présente des bourgeonnements formés de tissu embryonnaire et de jeunes vaisseaux ; ces néoformations, en se soudant aux bourgeonnements du feuillet opposé, forment des adhérences rares dans la forme aiguë, mais fréquentes dans la forme chronique de la pleurésie.

3° Les fausses membranes sont formées de fibrine englobant dans ses mailles des globules blancs, des globules rouges et des cellules épithéliales.

On peut se demander s'il ne faut pas voir dans ces bourgeonnements pleuraux, formés de tissu conjonctif embryonnaire et de jeunes vaisseaux, le point de départ du néoplasme ? Chez certains malades, ces bourgeonnements ne donneraient que quelques fausses membranes organisées. Mais pourquoi, chez d'autres sujets, ces mêmes bourgeons ne produiraient-ils pas de véritables néoplasies, sous l'influence d'une cause inconnue ?

Dans l'observation de M. le Professeur Rémond, l'examen microscopique nous montre un tissu néoplasique formé d'un réseau fibrillaire conjonctif contenant dans ses mailles des cellules très disséminées, volumineuses, inégales et pourvues de gros noyaux.

Par endroits, le tissu fibrillaire limite des alvéoles contenant les mêmes cellules groupées sans ordre, et ayant l'aspect de cellules épithéliales. On distingue aussi dans les mailles du tissu fibrillaire, de nombreuses cellules ressemblant à des lymphocytes.

Un fragment du poumon, adhérent à la coupe, ne semble pas atteint par la néoplasie dont il paraît être séparé par une bande fibreuse plus dense. On constate la présence de vaisseaux néoformés en assez grande quantité.

Nous avons donc eu affaire à un endothéliome de la plèvre.

II. Tumeurs bénignes primitives

Il nous reste maintenant les deux autres catégories de tumeurs primitives de la plèvre.

Les néoplasie bénignes primitives sont très rares et elles se développent sous deux formes : tantôt sous l'aspect de vraies excroissances polypoïdes de volume parfois considérable et saillantes dans la cavité pleurale ; tantôt sous la forme de saillies irrégulières.

Nous n'allons pas énumérer les publications qui relatent soit les rares adénomes, soit les tumeurs chondromateuses, soit des lipomes qui sont un peu plus fréquents. Mais les fibromes méritent plus d'attention. Les publications de Schmidt, Kalher et Eppinger parlent de volumineuses néoplasies fibrineuses qui remplissent tout un hémilthorax et contiennent des nids sarcomateux périvasculaires. Un pareil fibrome dans l'obs. IV comprime le poumon dont les trois lobes sont complètement atéleclasiés. La tumeur avait une consistance ferme et on ne trouva pas des noyaux métastatiques.

La tumeur de l'obs. III présente un aspect macroscopique à peu près semblable. L'analogie de ces deux tumeurs des obs. III et IV est encore plus évidente au point de vue microscopique et le Professeur Praviot, qui a examiné ces préparations, estime que ce sont deux tumeurs de la série fibreuse tout à fait histologiquement comparables aux tumeurs des parties molles des membres ; leur évolution présentait la différence suivante : dans l'obs. III, la tumeur est plus riche en cellules et a un caractère malin ; dans l'obs. IV, la néoplasie est plus riche en fibres, est de nature bénigne.

A côté de ces tumeurs bénignes proprement dites, on peut noter de rares cas de syphilome et surtout les tumeurs tuberculeuses typiques, entourées de tissu fibreux, ce qui confirme l'existence d'une variété de *fibro-tuberculose hyperthrophique* de la séreuse pleurale.

III. Tumeurs mixtes

Mais certaines néoplasies ont d'abord une évolution bénigne qui change et devient brusquement active et maligne. Ce sont les tumeurs mixtes : chondro-sarcome, fibro-sarcome myxomateux, myxosarcome, etc. La tumeur de l'obs. II qui possédait, au point de vue histologique, du tissu adipeux en abondance, entre dans ce groupe comme lipome malin. Cette néoplasie doit être, d'après MM. Pallasse et Roubier, plutôt rangée dans le groupe des tumeurs malignes primitives de la plèvre : « Si l'on admet, ce qui est extrêmement probable, bien que non absolument démontré, qu'elle ait pris son origine première dans la plèvre elle-même, ou plutôt du tissu cellulo-adipeux sous-pleural, et que les autres tumeurs constatées, surtout les sous-cutanées, ne soient que des noyaux métastatiques. » (Pallasse et Roubier).

ÉTUDE CLINIQUE ET DIAGNOSTIC

La bénignité ou la malignité, le volume considérable et la forme de néoplasie déterminent le symptomatologie et l'évolution clinique des tumeurs primitives de la plèvre.

Tout d'abord, les tumeurs malignes ont en général une évolution plus rapide, mais la mort ne survient pas seulement du fait de la cachexie, mais aussi de l'asphyxie mécanique.

En second lieu, tout l'intérêt clinique ne se consacre qu'aux tumeurs de volume considérable.

Enfin, les tumeurs primitives de la plèvre affectent deux formes : diffuse et circonscrite.

Nous envisagerons successivement les deux formes cliniques.

Forme diffuse avec pleurésie hémorragique

Nous rappelons que cette forme consiste en un épaississement généralisé des feuillets pleuraux ou en des noyaux multiples et disséminés sur la séreuse.

Au point de vue clinique, elles se révèlent par des symptômes de pleurésie hémorragique abondante.

La forme diffuse serait propre aux tumeurs désignées sous le nom « d'endothéliome ». Chez la malade de M. le Professeur Rémond, on a eu des signes de pleurésie gauche avec une dyspnée vive et une douleur thoracique accusée. La fonction exploratrice a fourni un liquide franchement hémorragique, où l'examen cytologique montre la présence de nombreuses cellules en raquette valcuolisées. Or, l'examen du liquide pleural, l'acuité de la douleur pariétale et la cachexie rapide ont ouvert la voie de diagnostic chez la malade de M. le Professeur Rémond. L'autopsie a confirmé le diagnostic d'endothéliome.

Mais, dans un pareil cas, quand l'hypothèse d'une néoplasie se présente à l'esprit, il est difficile de dire « si le cancer est primitivement pleural, ou la pleurésie masque un cancer primitif du poumon. » (Ménétrier). Et sur ce point le diagnostic reste indécis.

Bloch croyait que : « L'hémoptysie doit faire rejeter *à priori* l'idée d'une néoplasie uniquement pleurale, et inversement, que le caractère négatif de l'expectoration peut avoir, joint à l'ensemble des autres caractères cliniques, une importance de diagnostic considérable. »

L'expectoration hémoptoïque est en faveur du néoplasme pulmonaire lorsqu'elle est précoce. Elle peut se produire parfois dans le cancer primitif de la plèvre à une période tardive. » (Mollard).

Mais quand l'expectoration hémoptoïque fait défaut et par conséquent lorsque l'existence d'une néoplasie pulmonaire est peu probable, les quelques autres signes permettront de nous orienter vers le diagnostic du cancer pleural primitif en présence d'une pleurésie hémorragique. Nous allons exposer ces *symptômes relatifs*.

En premier lieu, *la couleur du liquide épanché serait*, d'après Trousseau, *très foncée* et comparable à celle du sang veineux pur.

On a remarqué ensuite que *les grandes thoracentèses ne sont pas suivies de modifications des signes physiques*, car la matité et l'obscurité persisteraient à cause de l'épaississement de la plèvre pariétale.

Bret et Chatin ont attribué une importance particulière à *l'apparition de symptômes de compression des organes thoraciques*, qui coexistent avec une pleurésie hémorragique. MM. Pallasse et Roubier remarquent que ces symptômes peuvent être trouvés dans le cas d'un néoplasme pleuro-pulmonaire.

La sensation, très relative, de résistance à la pénétration du trocard dans la cavité pleurale, peut traduire l'épaississement de la plèvre pariétale, surtout dans les pleurésies fort anciennes.

La rétraction de la paroi peut être constatée, mais c'est un signe moins important que la production des nodosités néoplasiques, au point de fonction. On a signalé, de même, l'existence de tumeurs saillantes dans les espaces intercostaux (Bernard et Dumarest).

Bloch a remarqué que *les adénopathies* axillaires, et sus-claviculaires, *font habituellement défaut* dans le cancer de la séreuse pleurale.

Forme circonscrite et volumineuse

Ici, le tableau clinique est différent. La tumeur est circonscrite, unique, volumineuse et comble la cavité pleurale, le plus souvent sans aucune trace d'épanchement.

Dans les trois observations de MM. Pallasse et Roubier, la cavité pleurale est comblée par une volumineuse tumeur circonscrite, avec une faible quantité de liquide dans le cas de l'obs. II et sans trace d'épanchement dans deux autres cas. Bénignes, mixtes ou malignes (sarcome), les néoplasies circonscrites ont des manifestations cliniques à peu près identiques et que l'on peut diviser en période de début et période d'état.

Début. — Le point de départ n'est pas marqué par un symptôme pathognomonique. Tout d'abord apparaissent *les signes atténués de toute réaction pleurale, accompagnés de troubles d'ordre général.*

Cependant *une gêne respiratoire et un point de côté mal localisé et peu intense* attirent l'attention, mais *l'examen objectif* ne donne à cette époque *aucun résultat.*

Période d'état. — *La dyspnée,* d'abord intermittente, devient continue et peut passer exceptionnellement à l'état pseudo-asphyxique. *Le point de côté augmente d'intensité. En même temps apparaissent les symptômes pleurétiques* à une base ou dans tout l'hémithorax et aussi les signes de refoulement ou de compression des organes du médiastin.

Les signes physiques sont suivants :

A l'inspection. — On constate que l'hémithorax malade (à droite le plus souvent) est immobile ou presque, et toute cette région nous montre l'existence d'une voussure plus ou moins apparente.

Percussion. — La matité est le plus souvent complète et absolue dans la moitié ou les deux tiers inférieurs. Exceptionnellement il n'y a que de la submatité (F. de Mattos).

Palpation. — Les vibrations sont diminuées ou abolies dans la partie inférieure ou toute la hauteur du thorax, suivant les cas.

Auscultation. — Obscurité respiratoire, ordinairement sans souffle ni égophonie.

Les mêmes signes physiques se retrouvent en avant, et du côté opposé, il existe une respiration forte de suppléance.

On observe de même *les signes de déplacements d'organes et de compression thoracique.*

Déplacements d'organes. — Dans l'obs. II, la tumeur siège à gauche, et le cœur est refoulé vers la droite. Si elle siège à droite, le cœur est souvent dévié vers la gauche et abaissé ; la pointe bat alors comme dans les obs. III et IV dans le 7me espace en dehors de la ligne mamelonnaire ou sur la ligne axillaire antérieure. Le foie descend aussi de quelques travers de doigt.

Les compressions. — A ce point de vue, l'obs. II montre que la compression de l'artère sous-clavière détermine l'inégalité des pouls radiaux. Dans le même cas, on a vu de l'œdème limité à un bras, qui traduit la compression du tronc veineux brachio-céphalique, ou de la veine cave supérieure. L'obs. III nous montre la dilatation des veines sous-cutanées au niveau de l'hémithorax malade. On observe de même une dilatation des jugulaires.

La compression du cœur peut provoquer des phénomènes asystoliques. Les troubles cardiaques peuvent être aussi sous la dépendance d'une compression des filets cardiaques ou du pneumogastrique ; les modifications de la voix sont dûes à la compression des récurrents ; celle du phrénique, des intercostaux, du plexus brachial, se traduisent par des douleurs névralgiques ; celle du grand sympathique par des phénomènes pupillaires. On a signalé la dysphagie par compression de l'œsophage et la paralysie, par compression de la moelle.

L'expectoration. — La congestion pulmonaire de voisinage, ou la formation de noyaux néoplasiques secondaires, peuvent parfois donner une expectoration un peu sanguinolente à une période avancée. Habituellement l'expectoration n'a pas de caractères particuliers.

La toux. — La toux est sans caractères spéciaux ;

elle est rarement sèche, comme la toux pleurétique et exceptionnellement quinteuse.

Les adénopathies sont inconstantes.

Tous ces symptômes font penser à un épanchement pleurétique abondant.

Mais *la ponction exploratrice* est absolument négative dans la plupart des cas. La faible quantité de liquide, qu'on a retiré dans le cas de l'obs. II se rencontre exceptionnellement. On a souvent l'impression que l'aiguille pénètre dans un bloc dur.

Examen radioscopique. — Dans l'obs. II on a remarqué une obscurité complète dans toute la moitié inférieure de poumon gauche ; on ne voit pas le diaphragme de ce côté. La moitié supérieure est un peu plus claire, mais bien moins qu'à droite. Le poumon droit est clair. Le cœur est refoulé à droite. Donc, l'examen radioscopique n'a pas été d'une grande utilité. « Dans les observations III et IV, on découvrit, au niveau de l'hémithorax droit, une zone opaque dont la limite supérieure était arrondie et formait une courbe convexe en haut. L'image radioscopique était donc toute différente de celle donnée par un épanchement pleurétique. » Cette netteté de contour supérieur, et la mobilité (dans l'obs. IV) de cette limite supérieure lors des mouvements respiratoires, avait fait penser à MM. Pallasse et Roubier qu'il s'agissait du diaphragme refoulé par un kyste hydatique de la face convexe du foie.

Toutefois, dans l'obs. IV, on constate que la limite supérieure s'élevait pendant l'inspiration et s'abais-

sait pendant l'expiration, ce qui permit aux cliniciens lyonnais d'éliminer l'hypothèse d'une tumeur
sous-diaphragmatique.

Symptômes d'ordre général. — 1o *La température*
oscille entre 37.4 et 38.2, quand elle est subnormale.
Faut-il l'attribuer à la résorption de produits toxi-
ques fabriqués par le tissu néoplasique ? Plus souvent elle est l'expression d'une infection surajoutée,
gastrointestinale ou pulmonaire. L'inspection directe
de l'épanchement peut aussi donner une ascension
de température. La température s'abaisse souvent à
la fin, car les malades meurent dans le collapsus.
La température est normale dans l'obs. IV et présente des oscillations dans l'obs. III.

2o *Le pouls.* — Il y a eu quelque sorte dissociation
du pouls et de la température. Le pouls est petit et
rapide (100-130). La compression du cœur et des
gros vaisseaux explique cette tachycardie. Souvent
on a trouvé une propagation du néoplasme à la paroi péricardique, ou une péricardite simple, exsu-
dative ou fibrineuse, presque toujours terminale.
On a constaté dans deux cas de petites métastases
myocardiques et une fois une endocardite aiguë surajoutée.

Le malade meurt d'asphyxie avant que la cachexie atteigne un degré très prononcé.

3o *Examen du sang.* — Nous citons les résultats
obtenus par les auteurs qui l'ont pratiqué. Meslay
et Larrain ont noté une légère polynucléose. Ferrio
a trouvé une légère diminution des hématies

(1.200.000) avec leucocytes normaux. Bloch a remarqué que « l'état d'anémie était des plus prononcés puisque les chiffres observés étaient de

gl. r. 1.025.090

gl. b. 15.000

En plus, une légère polynucléose.

On observe en somme une diminution progressive du nombre des hématies ; une augmentation parallèle du nombre des leucocytes avec légère polynucléose qui font rentrer cette formule hématique dans la catégorie des formules néoplasiques en général.

Les urines sont normales, sans albumine et sans sucres. Meslay a vu cependant de l'albumine dans quelques cas, mais sa présence peut être attribuée à une infection surajoutée, non cancéreuse.

4° *Effets de la ponction.* — Le bénéfice obtenu par la ponction est passager ; les modifications des signes stétoscopiques sont insignifiantes, même après une évacuation copieuse (2.100 gr. Brunati) ; la dypsnée est atténuée, mais de façon très passagère ; les organes déplacés ne reviennent pas à leur position normale, ou très peu, car les adhérences néoplasiques contractées les retiennent dans leur position vicieuse.

L'exsudat se reproduit avec une extrême rapidité, sauf dans les cas de Dieulafoy et Dutil, dans lesquels l'épanchement disparut après la ponction qui fut suivie d'une guérison apparente durant quelques semaines.

5° *Epanchement.* — Moutard-Martin l'attribue à

l'extrême fragilité des vaisseaux qui parcourent les néoformations de la séreuse malade. En général, il est hémorragique, mais dans quelques cas la ponction ramena un liquide citrin ; il peut devenir purulent par le fait d'une infection exogène consécutive à la ponction. Sa coloration varie de la teinte rosée à la teinte rouge noirâtre (Bloch), indiquant la richesse en hémoglobine.

La teneur en fibrine est très faible. La quantité de l'épanchement est variable ; on a cité des ponctions de 2.100 gr., de 3.700 gr.

Bloch pense que sa reproduction est due au défaut d'accolement par rigidité des feuillets pleuraux, qui, après la ponction, demeurent distants.

Dans un cas, *Dieulafoy* a fait 34 ponctions ; dans un autre, Meslay et Lorrain 25. La proportion du sang augmente dans le liquide après chaque ponction.

Examen cytologique. — Les globules rouges sont les éléments les plus nombreux. En outre, on y trouve des polynucléaires, qui sont surtout éosinophiles en quantité modérée ; les lymphocytes sont très rares, mais les éléments cellulaires de grandes dimensions sont assez nombreux : cellules plates à gros noyaux, souvent groupées et dont quelques-unes sont mal colorées et paraissent en voie de désintégration. « Parmi ces éléments surajoutés, les cellules volumineuses isolées ou en placards, à noyaux mal colorés, sont manifestement des cellules endothéliales de la séreuse ; d'autres plus altérées, de

dimensions inégales et supérieures à celles des leucocytes et des cellules endothéliales, à contours nets,
à protoplasme réfrigent semé de grains basophiles
et de vacuoles claires, à noyaux bourgeonnants irré-
gulièrement disposées et inégalement colorables, se
rapprochent des cellules cancéreuses. » (Collet 32-
33).

Mais aucun élément ne permet de conclure à la
nature de néoplasie.

Les cultures et les inoculations permettent d'éliminer la nature tuberculeuse de l'épanchement.

Diagnostic

Nous avons indiqué à propos de l'endothéliome les
symptômes qui font pencher le diagnostic vers le
cancer primitif de la plèvre. Nous allons voir maintenant s'il est possible de poser le diagnostic de tumeur circonscrite et volumineuse de la séreuse pleurale, car Seydel le déclare impossible, Brunati l'a
soupçonné une fois et Garré l'aurait porté dans un
cas.

Il faut se rappeler que la ponction exploratrice est
ici sans aucun résultats, ou presque ; par conséquent,
on élimine l'idée d'épanchement pleurétique.

L'hypothèse d'une tuberculose massive du poumon
qui vient alors à l'esprit, sera confirmée ou niée
par la recherche des bacilles de Koch, l'examen de
l'expectoration et son évolution est, en pareil cas,
plus rapide.

Dans le cas de Garré, on hésitait entre syphilis pulmonaire et tumeur pleurale.

Coyon et Claret ont songé à un kyste-hydatique pulmonaire.

Quand l'affection siège à droite, comme dans le cas de Braun et Mehdorf, on pense à une tumeur hépatique volumineuse (kyste-hydatique), ce que conduit ces auteurs à une laparatomie qui d'ailleurs resta exploratrice.

MM. Pallasse et Roubier ont fait, chez la malade de l'obs. II, une ponction qui a ramené une petite quantité de liquide hémorragique, et ils ont eu l'impression d'un volumineux néoplasme de l'hémithorax gauche qu'ils jugeaient pulmonaire. Le contour très net de l'image radioscopique à la partie supérieure (obs. III) a suggéré aux cliniciens lyonnais l'hypothèse d'un kyste-hydatique de la face supérieure du foie. Ils reconnaissent une erreur analogue commise pour la malade de l'obs. IV : « Mais chez ce dernier nous avons dit que l'élévation de la limite supérieure de la zone obscure au moment de l'inspiration nous avait fait éliminer l'hypothèse d'une volumineuse tumeur sous-diaphragmatique ; d'autre part, la réaction de Weinberg étant négative et le nombre des éosinophilies du sang étant normal, nous éliminâmes plutôt le diagnostic de kyste-hydatique pour celui de néoplasme de siège mal déterminé. »

Il en ressort que la thoracotomie exploratrice est pleinement justifiée et MM. Pallasse et Roubier la recommandent d'une façon formelle. Ils l'ont faite chez un de leurs malades. Mais si la toracotomie permet d'affirmer qu'on a affaire à une tumeur sus-diaphragmatique, elle ne permet pas toujours de dire si le néoplasme est pulmonaire ou pleural.

———

OBSERVATIONS

OBSERVATION I

(Due à l'obligeance de M. le Professeur Rémond)

E. Marie, 61 ans, entrée le 3 novembre 1921, salle Saint-Joseph, dans le service de M. le Professeur Rémond.

La malade avait été envoyée à l'hôpital avec le diagnostic de pleurésie, fait par son médecin.

Rien à signaler dans les antécédents héréditaires. La malade est mariée, ses enfants sont en bonne santé. Elle a toujours habité la campagne où elle travaillait aux champs. Elle a eu une « fluxion de poitrine » à 11 ans, la rougeole à 60 ans.

Depuis près d'un an la malade a été constamment fatiguée. Elle eut une pleurésie gauche à la Noël dernière, qui l'obligea à garder longtemps le lit. Depuis cette époque, elle accuse de violentes douleurs du côté gauche, nécessitant des injections de morphine presque quotidiennes. Température peu élevée. Au cours de la maladie il y a eu un amaigrissement sensible et son médecin la voyait se cachectiser, la décide à venir à l'Hôtel-Dieu de Toulouse.

A l'entrée. — Les signes de pleurésie gauche : immobilisation de l'hémithorax gauche, abolition des vibrations, égophonie, péctoriloquie aphone ; pas de déplacement de la pointe du cœur, matité partielle de l'espace de Traube qui est diminué dans le sens de la hauteur ; pas d'expectoration, toux sèche, douloureuse, mais assez rare ; température 38°. Pouls 120. Appétit normal. Ni sucre ni albumine dans l'urine.

Une ponction exploratrice ramène un liquide franchement hémorragique, dans lequel l'examen microscopique révèle la présence de nombreuses cellules en raquettes, vacuolisées. Le diagnostic du cancer de la plèvre est formulé ; l'absence de toute autre manifestation nous fait penser à un cancer primitif. La gêne respiratoire et la douleur augmentent et la malade succombe assez brusquement le 20 novembre.

A l'autopsie. — On est obligé de sectionner les côtes au niveau des cartilages costaux.

Tout l'hémithorax gauche forme un bloc compact, on doit couper les côtes le long de la colonne vertébrale, pour pouvoir l'enlever. Poumon, plèvre, péricarde forment une masse dure, blanchâtre ; ces divers organes étant soudés entre eux et aux plans osseux qui les entourent.

Dans le péricarde on constate un léger épanchement hémorragique. Le cœur est de volume normal ; il est mou, le myocarde de couleur pâle ; pas de lésions valvulaires, pas de métastases néoplasiques.

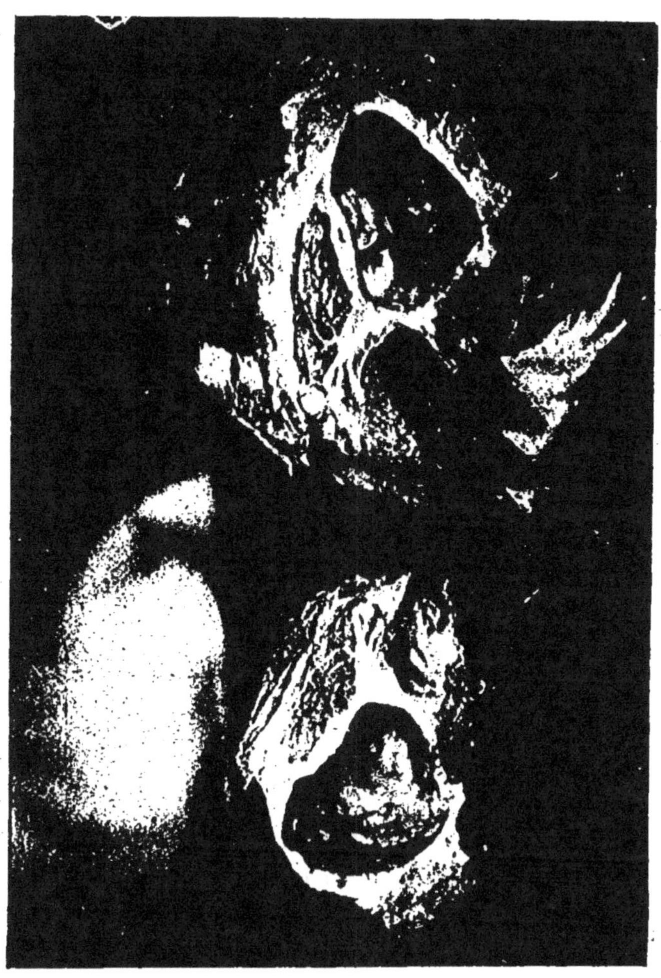

La face postérieure du péricarde est épaissie, soudée à la plèvre, ligneuse, et on constate l'existence

à sa surface d'un léger piqueté de péricardite hémorragique.

Une coupe, faite horizontalement dans le bloc pleuro-pulmonaire gauche, laisse échapper une certaine quantité de liquide hémorragique, 1.500 grammes environ.

Sur la coupe, le poumon est réduit à une assez mince colonne de tissu pulmonaire partant de la base, pour aller au cul-de-sac supérieur.

La plèvre est épaissie, ligneuse, criant sous le couteau : elle forme une sorte de coque lisse, brillante, de couleur blanc-gris.

Dans le poumon, existent quelques rares noyaux néoplasiques, secondaires, ayant les dimensions d'une tête d'épingle.

À droite la plèvre semble normale. Elle se détache facilement du plan osseux costal ; cependant, dans la région médiastine, on peut remarquer un épaississement localisé, très marqué. Le poumon droit est d'aspect normal, mais à la coupe on constate aussi quelques rares noyaux secondaires de très petites dimensions, répartis sur toute la hauteur ; aucun n'atteint le volume d'un pois.

Le foie n'est pas augmenté de volume ; il présente au niveau de son bord antérieur et à la face antéro-supérieure, trois noyaux cancéreux en tache de bougie.

Tout le reste est normal.

Examen microscopique. — Tissu néoplasique formé d'un réseau fibrillaire conjonctif, contenant dans ses mailles et très disséminées, des cellules assez volumineuses, inégales et contenant de gros noyaux.

Par endroits, le tissu fibrillaire limite des alvéoles contenant les mêmes cellules groupées sans ordre et ayant l'aspect de cellules épithéliales. On distingue aussi dans les mailles du tissu fibrilaire, de nombreuses cellules ressemblant à des lymphocytes.

Un fragment de poumon, adhérant à la coupe, ne semble pas atteint par la néoplasie dont il paraît être séparé par une bande fibreuse plus dense. On constate la présence de vaisseaux néoformés en assez grande quantité.

OBSERVATION II

(De MM. Pallasse et Roubier, de Lyon)

A. Henriette, 75 ans, entrée le 26 décembre 1913, salle Alexis Chavamre, dans le service de M. le Professeur Pic.

La malade avait été envoyée à l'hôpital avec le diagnostic de congestion pleuro-pulmonaire.

Antécédents. — Rien à signaler dans les antécédents héréditaires. Elle est mariée ; mari et une fille bien portants. Aucune maladie jusqu'en 1911. Pas de stigmates de spécifité.

Il y a deux ans (vers la fin de l'année 1911) elle a été opérée par M. Jaboulay, qui a pratiqué une désarticulation tibio-tarsienne pour une affection du pied gauche dont on ne peut préciser la nature.

Depuis cette opération, elle se porta assez bien ; mais depuis un an environ, elle tousse à peu près continuellement et est oppressée ; depuis deux mois la maladie s'est accentuée, à l'occasion d'une grippe, la toux et oppression ont augmenté, la malade se plaint d'un point de côté assez violent à gauche, et son médecin l'envoie à l'hôpital avec le diagnostic de congestion pulmonaire avec pleurésie gauche.

A l'entrée. — Malade amaigrie : teint pâle ; doigts cyanosés. Au niveau de la paroi abdominale antérieure, à droite et un peu au-dessus de l'ombilic, il existe une grosse tumeur du volume d'une orange ; sa parfaite mobilité sur les plans profonds permet d'affirmer qu'elle siège dans le tissu cellulaire sous-cutané et qu'elle ne communique pas du tout avec la cavité abdominale ; sa pression n'est pas douloureuse, à son niveau, la peau a une teinte légèrement violacée.

Le ventre est souple ; la malade a perdu l'appétit, est habituellement constipée et ne souffre pas ordinairement de l'estomac ; elle a eu deux vomissements ces jours derniers. Le foie et la rate ne semblent pas gros.

Pas d'oedeme des membres inférieurs.

Les reflexes rotuliens sont normaux.

Le thorax est globueux ; dyspnée permanente intense ; toux continuelle ; pas d'expectoration ni d'hémoptysies.

Examen des poumons : à gauche, en arrière, on est de suite frappé par l'existence, dans la fosse sous-épineuse, de deux tumeurs de consistance nettement lipomateuse, peu séparées l'une de l'autre, mobiles sur les plans profonds, et pas douloureuses à la pression ; la plus externe est à la partie postérieure de l'articulation de l'épaule.

A la percussion. — La sonorité persiste, quoique diminuée, dans le tiers supérieur du poumon gauche ; dans les deux tiers inférieurs, matité complète, vibrations abolies, obscurité, et, à la partie tout à fait inférieure, léger souffle expiratoire à timbre pleurétique et égophonie, avec quelques râles peu nombreux. Dans tout l'hémithorax gauche, diminution marquée de l'ampliation respiratoire par rapport au côté opposé.

En avant. — Matité complète depuis la clavicule jusqu'au rebord des fausses côtes ; l'espace de Traube est complètement mat ; les vibrations sont très diminuées, presque abolies : silence respiratoire à peu près absolu (seul le sommet respire un peu), pas de souffle.

A droite. — En arrière, sonorité normale, murmure normal ; quelques râles fins à la base sans souffle ; en avant : la respiration forte, de suppléance.

Dans l'aisselle droite, on trouve une grosse tumeur, du volume d'un œuf, non douloureuse, adhérant au gril costal (il s'agit vraisemblablement d'un gros ganglion). On ne constate rien de semblable dans l'aisselle gauche.

Au cœur. — La pointe est mal perçue ; la matité cardiaque dépasse de deux travers de doigt le bord droit du sternum. Le cœur est nettement dévié et le maximum des bruits est perçu à la région sternale moyenne. Bruits normaux, pas de tachycardie, quelques intermittences.

Il existe un oedeme accentué du membre supérieur gauche, prédominant à la main et à l'avant-bras ; pas d'oedeme à droite.

Le pouls radial gauche semble moins fort que le droit, mais cette différence tient vraisemblablement à la présence de l'oedeme ; aux artères humérales, les deux pouls paraissent égaux.

Pas d'oedeme de la face.

Cataracte double, opéré à droite, très nette à gauche.

Pas de température.

Les urines, peu abondantes, contiennent un léger disque d'albumine.

Ponction de la base gauche (faite le jour de l'entrée). On retire 200 gr. environ de liquide hémorragique, dont l'écoulement s'arrête spontanément.

Examen cytologique : Nombreux globules rouges et lymphocytes ; beaucoup de cellules à gros noyau et protoplasma abondant rappelant plutôt de grands lymphocytes que des cellules endotheliales ; rares polynucléaires ; quelques cellules à vacuoles ; sur une préparation, on a vu une figure de karyokinèse.

Après centrifugation, on obtient un culot rouge abondant ; le liquide susjacent est clair.

De suite après la ponction, à l'auscultation de la base gauche, le souffle a disparu ; on entend des râles et quelques frottements pleuraux. Il y a donc assez peu de liquide, et les signes physiques perçus sont d'origine pulmonaire.

La dyspnée persiste.

Le 28 décembre. — Examen radioscopique : obscurité complète de toute moitié inférieure du poumon gauche ; on ne voit pas le diaphragme de ce côté. La moitié supérieure est un peu plus claire, mais bien moins qu'à droite. Le poumon droit est clair. Le cœur est refoulé à droite.

Le 1er janvier. — La malade, toujours très dyspnéique, s'affaiblit progressivement et meurt dans le colapsus.

Autopsie. — Le 2 janvier 24 heures après la mort.

Dès l'ouverture de la cage thoracique, on aperçoit tout l'hémithorax gauche comblé par une énorme tumeur qui refoule le cœur à droite. Cette tumeur, d'aspect gélatiniforme, ou mieux colloïde, occupe toute la cavité pleurale gauche et est adhérente à la plèvre costale sur presque toute son étendue : un seul point persiste de la grande cavité pleurale, il est situé en bas et en arrière et constitue une loge contenant une petite quantité de liquide hémorragique (c'est dans cet espace qu'a pénétré l'aiguille de la ponction). La tumeur remonte jusqu'à la clavicule ; en bas, elle refoule le diaphragme qui descend bien plus bas à gauche qu'à droite, et qui, à gauche, est presque convexe du côté de l'abdomen.

On enlève ensuite les divers organes de la cage thoracique.

Hémithorax gauche. — La tumeur énorme (poids : 3 kg. 500) a refoulé le poumon en dehors, en arrière et en haut ; elle est nettement distincte du poumon qu'on peut facilement séparer d'elle par clivage. Elle semble être formée aux dépens de la plèvre, diaphragmatique et médiastine. Cette tumeur a une forme irrégulière, présente des bosselures ; sa consistance est molle, sa coloration blanc-jaunâtre ; sur la coupe, elle a un aspect colloïde ou gélatiniforme, ne contient pas de cavités ; par endroits, on y voit des suffusions hémorragiques.

Le poumon, que l'on peut facilement séparer de la tumeur, a sa couleur normale ; en certains endroits, il contient des noyaux durs (un dans le lobe supérieur, plusieurs dans le lobe inférieur), du volume d'une grosse noix ou d'une mandarine ; sur la coupe, ils ont la même consistance et le même aspect colloïde que la grosse tumeur pleurale. Ces noyaux sont très nettement séparés du tissu pulmonaire sain du voisinage et ont le caractère de noyaux cancéreux secondaires ou métastatiques.

Dans la fosse sus-épineuse gauche, les tumeurs, que pendant la vie on avait qualifiées de lipomes, sont nettement clivables d'avec les tissus voisins ; elles ont le même aspect que la tumeur pleurale. Il n'existe aucun prolongement visible unissant ces tumeurs sous-cutanées avec le néoplasme de la plèvre.

Hémithorax droit. — Au niveau de la plèvre costale, on aperçoit une tumeur pédiculée du volume d'une grosse noix, qui se continue avec une tumeur située dans l'aisselle droite (prise pendant la vie pour un ganglion) par un prolongement ayant perforé le 3me espace intercostal droit. Elle a le même aspect que les tumeurs signalées ci-dessus.

Une autre petite tumeur pédiculée existe au niveau de la plèvre viscérale du lobe inférieur : cette dernière, bien qu'ayant le même aspect colloïde, est toutefois un peu plus dure et contient à son intérieur plusieurs foyers hémorragiques.

Quelques adhérences pleurales au sommet droit ; pas de liquide dans la plèvre. Le lobe supérieur du poumon droit présente à sa partie externe une excavation où vient se loger la tumeur pédiculée de la plèvre pariétale signalée plus haut. A l'intérieur de ce poumon, on trouve plusieurs noyaux néoplasiques du volume d'une grosse noix, en tous points comparable à ceux du poumon opposé.

Cœur. — Le péricarde, à gauche, est refoulé, mais non envahi par la tumeur pleurale. Le cœur ne présente rien d'anormal ; l'aorte est souple.

A la partie supérieure de l'hémithorax gauche, on voit les vaisseaux sous-claviers comprimés par la tumeur.

Dans le médiastin, pas de ganglions néoplasiques ; petits ganglions anthracosiques.

Abdomen. — Pas d'ascite, estomac normal.

Le foie est gros et congestionné. En un point de la face supérieure du lobe droit, noyau néoplasique du volume d'une mandarine, d'aspect colloïde, avec infiltration hémorragique.

Rate normale.

Les reins ont un aspect normal, sauf qu'il existe un noyau blanchâtre du volume d'un pois dans la substance médullaire de l'un des deux reins (il s'agit probablement d'un petit noyau néoplasique).

Les capsules surrénales, les organes génitaux, n'ont rien d'anormal.

La tumeur de la paroi abdominale se clive bien d'avec le tissu conjonctif voisin et a le même aspect colloïde que la tumeur pleurale.

Examen histologique. — Divers fragments ont été prélevés pour l'examen histologique du niveau de la tumeur pleurale, et des tumeurs sous-cutanées.

Fixation à l'alcool ; coloration à l'hémateine-losine.

1° Tumeur pleurale. — La tumeur pleurale, examinée histologiquement, présente à sa périphérie une coque fibreuse épaisse, et, au-dessous d'elle, on trouve, dans les mailles très larges formées par quelques travées fibreuses, un tissu rappelant de tous points le tissu adipeux, mais avec quelques particularités : en certains points, les vésicules adipeuses offrent tout à fait l'aspect typique, mais en d'autres endroits, entre celles-ci, on note des espaces d'aspect hyalin ou vaguement grenu, dans lesquels apparaissent d'abondants noyaux. Ces infiltrats s'insinuent entre les vésicules ou les groupes de vésicules et forment en certains endroits de véritables nappes. Les vésicules ont des dimensions très variables.

Semblable tumeur rentre dans le cadre du lipome, mais avec des particularités qui évoquent l'impression d'une tumeur en variation active et conséquemment d'une néoplasie rappelant ce qui a été décrit sous le nom de lipome malin.

2o Tumeurs sous-cutanées. — Les divers fragments examinés ont le même aspect que celui de la tumeur pleurale ; dans quelques-uns d'entre eux, les vésicules adipeuses sont moins abondantes et les infiltrats cellulaires bien plus nombreux.

OBSERVATION III

(De MM. Pallasse et Roubier, de Lyon)

M. Marie, 51 ans, ménagère, entrée le 14 janvier 1914, dans le service du Professeur Pàviot.

La malade entre à l'hôpital pour de la toux et de l'oppression.

Antécédents. — Rien à signaler dans les antécédents héréditaires. Personnellement, bonne santé jusqu'à il y a 10 ans. Mari mort à 44 ans, alcoolique et touss ur ; 2 enfants bien portants, pas de fausses couches.

Il y a 16 ans, la malade eut une poussée d'ictère. Depuis la même époque, elle tousse tous les hivers. Il y a 6 ans, elle eut une pneumonie avec albuminurie (cette maladie a duré en tout 3 mois). Depuis 2 ans, la bronchite s'est aggravée ; la malade tousse continuellement, hiver et été. Elle a été radioscopée au Dispensaire et on lui a trouvé les 2/3 du poumon droit obscurs.

Actuellement. — La malade, pâle et amaigrie, présente une dyspnée vive ; son expectoration, muqueuse et aérée, a été, à deux reprises, striée du sang.

A l'examen du poumon, à droite et en arrière, matité dans tout l'hémithorax, vibrations exagérées au sommet et très diminuées à la base, partout obscurité considérable, quelques ronchus et râles humides disséminés ; le long de la colonne, dans la fosse sous-épineuse, bruits cavitaires localisés (souffle, gargouillements).

En avant, matité, vibrations diminuées, obscurité, depuis le sommet jusqu'à la base ; pas de souffle.

A gauche, en avant et en arrière, respiration forte de suplléance, quelques sibilances:

Sur l'hémithorax droit, grosses veines dilatées très apparentes.

Au cœur, la pointe est dans le 7me espace, en dehors du mamelon ; bruits réguliers et bien frappés ; petit bruit soufflant un peu en dehors de la pointe, non propagé dans l'aisselle.

Le foie est un peu abaissé. L'examen du système nerveux est négatif. Température : 37°. Les urines ne contiennent ni sucre ni albumine.

Le 21 janvier. — Depuis 3 jours, température à grandes oscillations.

A la base droite, matité de bois faisant penser à une pleurésie, tournant dans l'aisselle, et remontant jusqu'à l'angle de l'omoplate en arrière et jusqu'au 2me espace en avant. A ce niveau, les vibrations persistent atténuées, il y a de l'obscurité marquée, sans souffle. Les veines axillaires superficielles sont très dilatées.

La ponction exploratrice, pratiquée trois fois, ne ramène que du sang.

Le 26 janvier. — Persistance des signes physiques pulmonaires. Le foie paraît abaissé en masse et descend à l'ombilic ; du creux épigastrique, il fait une saillie rénitente et indolore.

Le cœur est refoulé de plus en plus à gauche ; la pointe est dans le 7me espace, sur la ligne axillaire moyenne ; à la pointe, petit souffle doux (cardiopulmonaire). La température oscille entre 38° et 39°.

Le 12 février. — Examen radioscopique (fait par M. Berjon) ; dans l'hémithorax droit, masse obscure, à limite supérieure convexe en haut, refoulant le médiastin et le cœur. On pense à une tumeur du poumon, ou plus probablement à une tumeur du foie, soulevant le diaphragme (kyste-hydatique probable). La malade passe en chirurgie.

Le 19 février. — Opération (M. Delore) : on tombe

sur une tumeur très vasculaire qui paraît être pulmonaire ; le foie et le diaphragme sont abaissés par cette tumeur qui est solide et non ponctionnable. Drainage.

Le 27 février. — La malade revient dans·le service, présentant une dyspnée continue ; elle ne tousse et ne crache pas ; la température présente des oscillations.

Le pansement est continuellement souillé par un pus fétide. La malade meurt le 6 mars, cachectique.

Autopsie. — Le 7 mars 1914, 24 heures après la mort.

Dès l'ouverture du plastron sterno-costal, on aperçoit tout le côté du thorax occupé par une énorme tumeur bourgeonnante, qui refoule le cœur et abaisse la moitié droite de diaphragme et le foie. Cette tumeur est facile à enlever ; elle a contracté avec la plèvre costale de légères adhérences facilement décollables ; elle adhère fortement à la face supérieure du diaphragme. Pas de liquide dans la plèvre droite.

Une fois la tumeur enlevée, on constate qu'elle a refoulé le poumon en haut et en dehors ; cet organe très comprimé est réduit à une languette qu'on peut facilement cliver de la tumeur à l'aide du ciseaux. Il n'est pas envahi par le néoplasme, mais simplement atélectasié. Il ne s'agit donc pas d'une tumeur du poumon.

La tumeur pèse 2 kg. 200 ; sa surface extérieure est mamelonnée et bourgeonnante, sa consistance est ferme. A la coupe, elle est constituée par un tissu blanc, dure, et présente tout à fait l'aspect du néoplasme malin ; certains endroits ont un aspect colloïde ; par places, on y voit de petites cavités ou plus exactement des fentes remplies de liquide séreux, et aussi en certains points des diffusions hémorragiques.

Le poumon est simplement atélectasié sans autres lésions ; le sommet est normal.

Dans l'hémithorax gauche, pas de liquide, pas d'adhérences pleurales. Le poumon gauche présente de l'oedeme généralisé et il y a du pus dans les grosses bronches.

Cœur (180 gr.). — La partie droite du péricarde pariétale est assez adhérente à la tumeur et se trouve refoulé par elle ; mais il n'y a pas de bourgeons intrapéricardiques du néoplasme. Pas de liquide dans le péricarde. Le cœur est petit et ne présente aucune lésion du myocarde ou des valvules.

Pas de ganglions cancéreux dans le médiastin. La tumeur est adhérente à la face supérieure du diaphragme dont il est difficile de le séparer. Le foie présente sur la face supérieure une grande excavation logeant la partie inférieure de la tumeur. Le parenchyme hépatique est un peu congestionné, sans autres lésions apparentes. La rate est normale. Les reins, un peu congestionnés, présentent quelques petits kystes à leur surface. L'estomac est normal.

Examen histologique de divers fragments de la tumeur :

Fragments fixés à l'alcool ; coloration à l'hémateine-éosine.

Histologiquement, il s'agit d'un sarcome. On trouve à la périphérie une coque assez épaisse de tissu fibreux, et au-dessous on observe des nappes de cellules néoplasiques séparées les unes des autres par des travées fibreuses. Il n'y a pas de grandes cellules, aucun caractère épitheloïde, rien qui rappelle les grandes cellules des tumeurs regardées comme des endothéliomes des séreuses.

L'impression générale serait celle d'une tumeur des parties molles des membres ; on voit un feutrage de fibrilles déliées deviennent hyalines. Dans les parties feutrées, les cellules sont réduites à un noyau rond et sont sans ordre emprisonnées dans les mailles du réseau ; dans les parties plus fibrohyalines, les noyaux plus rares s'allongent en bâtonnet, comme dans une aponévrose.

En somme, sans autres renseignements, on dirait : tumeur maligne du tissu fibreux.

OBSERVATION IV

(De MM. Pallasse et Roubier, de Lyon)

G. Jean, 59 ans, cultivateur (Rhône), entré le 24 juillet 1913, salle Saint-Bruno, n° 16, dans le service du Dr Leclerc.

Antécédents. — Rien à signaler dans les antécédents héréditaires. Il n'y a pas eu de maladies dans l'enfance. Il a fait son service en France. Nie la syphilis. Il boit 1 à 3 litres de vin par jour.

Jamais de bronchite ni hémoptysies. Il a eu quelques rhumes les hivers, mais peu persistants. Marié, 2 enfants bien portants. L'affection actuelle date de 6 mois. Le début a été progressif, par de l'essouflement dans les efforts, une toux légère, de la diminution de l'appétit et un léger amaigrissement.

Depuis plusieurs années, le malade se lève deux à trois fois la nuit pour uriner. Il a de l'oedeme des jambes, le soir, qui s'explique par des varices. Cette année, il a eu quelques épistaxis peu importants et se plaint de palpitations dans les efforts.

Depuis deux mois, il ressent des points de côté à droite, mais ces douleurs sont mobiles et sont aussi ressenties à gauche. Il ne crache pas, n'a pas eu d'hémoptysies et n'a pas de sueurs nocturnes.

Peu à peu, les nuits sont devenues mauvaises. Le malade est obligé, parfois, du fait de la dyspnée, de se lever et de s'asseoir dans un fauteuil.

Examen actuel. — On remarque un système pileux très développé, l'état général est bon. Dyspnée légère à 22 respirations à la minute.

Poumons. — En arrière. Rien à signaler à gauche. A droite : matité dans toute la région inférieure, remontant un peu au-dessus de la pointe de l'omoplate. Disparition des vibrations vocales ; pas de souffle ; silence respiratoire complet ; égophonie ; pectoriloqui aphone.

En avant : Rien à signaler à gauche ; à droite : skodisme sous-claviculaire et à partir de la 3me côte, matité, vibrations abolies, silence respiratoire.

Cœur. — Point dévié dans le 7me espace en dehors de la ligne mamelonnaire. Bruits très bien frappés, rythme pendulaire, sans souffle. Pouls fort à 80.

Pas de troubles digestifs. La paroi abdominale est tendue : aussi le foie est difficile à apprécier. Il semble déborder les fausses côtes, mais on ne sent pas le bord tranchant bien net. Rate normale.

Rien au système nerveux.

Les membres inférieurs sont variqueux, surtout du côté droit où il existe une cicatrice d'ancien ulcère.

Ankylose en flexion du petit doigt de la main gauche, la suite d'un traumatisme.

Testicule gauche atrophié.

Petite hernie inguinale droite.

Urines sans sucre ni albumine. Pas de température.

25 juillet. — Etant donnés les signes d'épanchement, on pratique deux ponctions successives au lieu d'élection avec l'appareil de Potain. Résultats négatifs. Le lendemain, on recommence des ponctions plus profondes en deux points différents, notamment dans l'aisselle, sans succès.

1er Août. — Radioscopie. L'hémithorax droit est

obscur dans les 3/5 inférieurs. Le cœur est dévié fortement, ainsi que l'aorte, et paraît gros.

A la suite de cet examen, le malade est revu attentivement.

L'abdomen est bilobé par un sillon transversal passant au niveau de l'ombilic, la partie supérieure est tendue et bombée, la partie inférieure est souple. La limite inférieure du foie est toujours imprécise.

La mensuration du thorax, au niveau des mamelons, montre une différence de 5 centimètres en faveur du côté droit. A la vue, l'hémithorax droit paraît saillant en avant, alors qu'il semble aplati en arrière.

Voulant éliminer le kyste hydatique, on pratique un examen du sang qui ne montre rien d'anormal, pas d'éosinophilies. La réaction de Weinberg est négative.

Pensant à un néoplasme possible du poumon, on pratique l'examen du sang retiré au bout de l'aiguille de ponction : il est négatif. Par contre, la réaction de Weber dans les selles est positive à deux reprises, mais le régime du malade est carné. Il n'y a, du reste, aucun trouble digestif. Le poids est de 64 kilogrammes.

4 Août. — La radioscopie est faite de nouveau. On voit toujours le cœur et l'aorte refoulé à gauche. La limite supérieure de l'opacité est arrondie ; on remarque qu'elle est mobile et s'élève dans l'inspiration pour s'abaisser à l'expiration. Elle suit les mouvements des côtes.

5 Août. — Un peu d'oedeme permanent des jambes. Urines : 700 gr. en 24 heures, elles contiennent un peu d'albumine.

7 Août. — La dyspnée augmente ; les nuits sont mauvaises ; cyanose de la face et des extrémités. Urines toujours albumineuses. Digitaline 1/2 milligramme.

8 Août. — Dyspnée 48. Pouls 120. Pas de température. Le malade a de l'agitation et de l'angoisse. On donne de l'oxygène et de l'huile camphrée. Il meurt dans la nuit.

Autopsie. — 10 août 1913. 24 heures après la mort.

Abdomen. — Le foie n'est pas abaissé ; il ne déborde pas les fausses côtes. L'estomac et le colon sont dilatés. Le colon transverse est en V, il adhère en bas au voisinage du coecum. Il n'y a pas d'ascite.

Thorax. — Emphysème léger du médiastin. Dès l'ouverture, on aperçoit une grosse masse dans l'hémithorax droit qui refoule le cœur à gauche. Dans la plèvre gauche, il n'y a pas d'adhérences. A droite, il existe une symphyse pleurale molle.

Après éviscération, on se rend compte qu'il existe une tumeur qui a épousé les contours de la moitié droite du thorax, comme si on avait fait un moulage.

Le poumon droit est refoulé en haut, en arrière et en dedans. On reconstitue les trois lobes parfaitement : le lobe inférieur est laminé comme une feuille de papier. On sépare facilement la tumeur du pou-

mon, comme il a été aisé de la détacher des côtes
et du diaphragme.

Le poumon droit est atélectasié sans autres lésions.
Le poumon gauche est sain.

Il n'y a pas de ganglions anormaux dans le médiastin.

La tumeur pèse 5 kg. 100. Elle mesure 30 centimètres de haut sur 20 centimètres de large. Elle est
dure ; à la coupe, il semble qu'on sectionne un fibrome utérin un peu mou.

Il existe des points ramollis et rougeâtres en petit
nombre. L'ensemble est blanchâtre translucide. Il
n'y a pas de kystes. On ne trouve rien qui ressem-
ble à un pédicule.

Le cœur (420 gr.) ne présente pas des lésions valvulaires. Rien au péricarde. Aorte un peu athéro-
mateuse.

Le foie (1.400 gr.) contient deux points hémorragiques de la grosseur d'une noisette.

Rien aux voix biliaires.

Le tube digestif examiné soigneusement ne montre
rien d'anormal.

Reins gros, congestionnés.

Capsules surrénales, corps thyroïde, rate normale.

Examen *histologique* de fragments de la tumeur
pleurale. Fixation à l'alcool. Coloration à l'héma-
teïne-éosine.

Sur les coupes colorées à l'hémateine-éosine, on
constate qu'il s'agit d'une tumeur riche en tissu
fibreux : on voit, en effet, à un faible grossissement,

des nappes de tissu fibreux plus ou moins dense ;
en d'autres endroits, on est frappé par la présence
de fibres nombreuses, allongées, réunies en fais-
ceaux, juxtaposées sans être étroitement serrées, af-
fectant souvent une forme ondulée et sineuse, et présentant des ramifications : en quelques points, ces
fibres sont vues en section transversale ou oblique,
et ont une forme arrondie ou ovalaire. De tels éléments pourraient ressembler à des fibres muscu-
laires lisses, mais on n'y voit aucune striation longi-
tudinale, même à l'immersion. Il s'agit de fibres
conjonctives denses, anastomosées entre elles, for-
mant un réseau dans les mailles duquel on voit des
cellules rondes, pas très serrées, presque réduites à
leur noyaux. En outre, il existe en certains points
des îlots myxoïdes, où on ne voit que quelques cellules conjonctives anastomosées par de fins prolongements et plongées dans une substance hyaline.

Sur les préparations au picro-ponceau, les fibres
conjonctives très nombreuses apparaissent colorées
en rouge intense.

En somme, histologiquement, il s'agit d'un fibrome : sans autres renseignements, on dirait tumeur
bénigne du tissu fibreux.

TRAITEMENT

Dans le cas le plus fréquent de cancer primitif de la plèvre, celui d' « endothéliome », comme dans l'obs. de M. le Professeur Rémond, le traitement est purement palliatif et symptômatique, car la caractéristique anatomo-pathologique de ce cancer semble bien être la diffusion des lésions.

Seydel prétend que sur les 29 cas qu'il rapporte, deux eussent pu être opérés. Par contre, *Delatour* insiste sur ce fait qu'il faut dans les cas d'endothéliome de la plèvre reconnu, s'abstenir de toute résection constale, la cavité n'ayant aucune tendance à se combler et l'infection étant presque fatale.

Donc, dans le cas d'endothéliome, le traitement est seulement palliatif et se réduit à l'administration de morphine et à la ponction évacuatrice.

Mais quand il s'agit de néoplasme primitif de la plèvre bien circonscrit et peu adhérent qui exerce une compression considérable des organes voisins, faut-il alors songer à une intervention chirurgicale ? Oui, car depuis quelques années, on a signalé de rares tentatives d'extirpation de semblables tumeurs,

CONCLUSION

1º L'existence du cancer primitif de la plèvre est certaine.

2º La bénignité ou la malignité, le volume considérable et la forme diffuse ou circonscrite des tumeurs primitives de la plèvre déterminent les modalités symptômatologiques et les différences de l'évolution qui se termine dans la cachexie ou par l'asphyxie mécanique.

3º Le diagnostic de probabilité est assuré par l'examen cytologique du liquide épanché, par l'absence de l'expectoration, « gelée de groseille » qui caractérise le cancer du poumon, et par l'absence de manifestations cancéreuses en toute autre région de l'organisme.

4º L'épanchement est le plus souvent hémorragique ; quelquefois il est citrin, mais, quand la tumeur est circonscrite, l'épanchement fait défaut.

5º L'indépendance anatomo-pathologique du cancer primitif de la plèvre est bien établie, et on en distingue deux formes :

L'endothéliome accompagné de pleurésie hémorragique et la forme circonscrite (sarcome).

6° Le pronostic du cancer primitif de la plèvre est fatal.

7° Le traitement de l'endothéliome est seulement palliatif. Les tentatives chirurgicales d'extirpation des tumeurs bien circonscrites et peu adhérentes ont donné quelques résultats, mais leur succès reste réservé à l'avenir.

BIBLIOGRAPHIE

Nous renvoyons pour les indications bibliographiques antérieures à 1904, à la thèse de Maurice Bloch, sur les néoplasmes malins primitifs de la plèvre (Paris, 1904-1905), et pour les publications postérieures à l'étude de E. Pallasse et Roubier (Annales de Médecine, tome III, 1916, p. 243-268). Ces deux études nous ont servi de guide.

P. MÉNÉTRIER : *Le Cancer Pleuro-Pulmonaire.* In traité de Médecine et Therap. Gilbert et Thoinot.

GUYOT et PARCELIER : *Traitement Chirurgical des Tumeurs primitives de la Plèvre et du Poumon.* Revue de Chirurgie, 10 janv. et 10 mai 1912, p. 28 et 810.

BERTRAND : *Du Cancer primitif de la Plèvre.* Thèse Montpellier 1912-1913.

COLLET : *Du Cancer primitif de la Plèvre.* Thèse Lyon, 1913-1914. N° 16.

GUICHARD : *Cancer primitif de la Plèvre sans épanchement.* Arch. prov. de chirur. 1911, p. 179.

BRUNHAMMER : *Du prétendu endothéliome.* Th. Lyon, 1909-1910.

Busse Otto : *Meber chondro-myxo-sarcome Pleurae dextrae.* Virchows Arch. Bd. 189, 1907.

Claret : *Cancer primitif de la Plèvre.* Soc. Anatom. 12 juillet 1907.

Benda : *Ueber des primäre carcinom der Pleura.* Deutsche méd. Wochenschrift XXIII 1907, p. 324-326.

Bret et Chatin : *Du sarcome primitif de la plèvre.* Prov. médic. X 14 et 21 décem. 1895. P. 591 et 603.

Coyon et Claret : *Volumineuse tumeur de la cavité pleurale droite ayant pris la place du Poumon.* Arch. de méd. exp. et l'anat. pathol. Mars 1909, p. 221-228.

Dumarest : *Sarcome primitif de la plèvre droite.* Lyon méd. 1894, p. 127.

Garré : *Meber ein Fall von sarcome der Pleura.* Verhandlung. der Deutsch Gesell. f. chir. I, 1909, p. 121.

Lessier, Savy et Mazel : *Tumeur maligne primitive de la Plèvre.* Arch. de méd. exp. et d'anatom. pathol. mai 1913.

Moutard-Martin : *Les pleurésies hémorragiques.* Thèse Paris 1878.

Le Monnier : *La pleurésie hémorragique cancéreuse.* Th. Paris 1902-1903.